Rishov Mukhopadhyay

# Estudo computacional sobre produtos naturais como esperança emergente para a artrite

Rishov Mukhopadhyay

# Estudo computacional sobre produtos naturais como esperança emergente para a artrite

ScienciaScripts

**Imprint**
Any brand names and product names mentioned in this book are subject to trademark, brand or patent protection and are trademarks or registered trademarks of their respective holders. The use of brand names, product names, common names, trade names, product descriptions etc. even without a particular marking in this work is in no way to be construed to mean that such names may be regarded as unrestricted in respect of trademark and brand protection legislation and could thus be used by anyone.

Cover image: www.ingimage.com

This book is a translation from the original published under ISBN 978-620-2-06524-5.

Publisher:
Sciencia Scripts
is a trademark of
Dodo Books Indian Ocean Ltd. and OmniScriptum S.R.L publishing group

120 High Road, East Finchley, London, N2 9ED, United Kingdom
Str. Armeneasca 28/1, office 1, Chisinau MD-2012, Republic of Moldova, Europe
Printed at: see last page
**ISBN: 978-620-7-85673-2**

# ÍNDICE

**Não se trata apenas de um livro, mas de uma experiência que permite compreender a complicada química dos produtos naturais de uma forma mais simples. Assim, devo a minha contemplação a todos os membros da minha família, aos meus professores, aos meus parceiros de laboratório e, especialmente, ao Todo-Poderoso, por me ter apoiado constantemente para a conclusão bem sucedida do livro.**


**Resumo:**

Atualmente, a osteoartrite é um desafio progressivo para as pessoas de quase todas as idades, embora inicialmente ameaçasse apenas o grupo geriátrico. As terapias curativas específicas para esta doença ainda são questionáveis, e os prescritores confiam sobretudo em proporcionar alívio sintomático aos doentes através de AINE e mesmo analgésicos narcóticos em casos raros mas graves. O horizonte de tratamento mais comum tem sido a substituição do joelho, cuja taxa de sucesso pode ser amplamente discutida. Investigações recentes descobriram o papel da MMP13 na degeneração da cartilagem óssea que conduz à osteoartrite, tendo os inibidores à base de hidroxamato inverso sido considerados promissores para suprimir esta enzima. No entanto, estudos posteriores identificaram riscos potenciais associados a estes inibidores. Assim, o presente estudo foi concebido para estudar a interação de ligação de uma molécula derivada naturalmente em comparação com o inibidor padrão-ouro, em que as observações seriam feitas em ambiente 3D in silico sob simulação avançada. Isto pode levar-nos a compreender profundamente a bolsa de ligação do alvo, bem como a possível ligação de um ligando complexo como o 3-O-b-D-glucósido de quercetina. Assim, acrescentando um conhecimento químico aprofundado sobre produtos naturais.

## Introdução:

A osteoartrite é basicamente a degeneração da cartilagem óssea, que leva ao desgaste dos ossos nas articulações. Assim, a estabilidade das articulações é afetada, o que provoca dor e inchaço. Por vezes, devido ao stress excessivo sobre os ossos, estes podem crescer nas extremidades e também lascar para o líquido sinovial, causando mais danos. Trata-se de uma doença degenerativa das articulações, não manifestamente inflamatória, com um vasto leque de manifestações. Está principalmente relacionada com a idade, mas também pode ser observada em caso de sobrecarga das articulações de pessoas envolvidas em trabalhos pesados e extenuantes que implicam o uso repetido das articulações. A OA é uma das últimas doenças inflamatórias crónicas mal tratadas, com um enorme impacto económico na saúde. O aspeto curativo é monopólio dos AINEs COX-II e da cirurgia de substituição das articulações nos casos graves. Mesmo assim, as hipóteses de cura ou alívio permanecem num patamar discutível. A MMP13 ou colagenase 3, uma das endopeptidases neutras dependentes de 24 zinco, desempenha um papel importante na degradação do colagénio de tipo II, prejudicando a integridade estrutural da cartilagem. É expressa em adultos apenas em tecidos patológicos. Bioquimicamente, a estrutura é um dímero de duas cadeias, que não estão totalmente entrelaçadas mas têm boas interacções, formando um motivo estrutural completo. Na figura 3, a cavidade da bolsa de ligação S1 é uma cavidade oca em forma de U, na qual o ligando se encaixa completamente e quase ocupa toda a cavidade, mostrando um bom ajuste na correlação. A inibição da MMP13 terá efeitos benéficos na OA ao bloquear a degenerescência da cartilagem, impedindo a deterioração da integridade da articulação. Assim, ajuda a restaurar a mobilidade da articulação. O objetivo do estudo que se segue foi identificar potenciais conformações de ligação de ligandos inibitórios à bolsa de ligação S1 da MMP13, em que a expetativa era estabelecer o valor terapêutico de um glicosídeo flavonoide de origem marinha, o glicosídeo de quercetina 3-O-b-D-glucosídeo, em comparação com os ligandos à base de hidantoína recentemente estudados, utilizando estudos de Docking 3D. O estudo foi efectuado em UCSF Chimera 1.11.2 e AutoDockVina 1.1.2. Adicionalmente, a expetativa seria caraterizar formas de análise computacional usando compostos naturais e identificar a sua potencialidade para serem usados como scaffolds para a descoberta de medicamentos. Os inibidores iniciais de MMP foram principalmente derivados de hidroxamatos reversos e ácidos hidroxâmicos, que têm uma vasta literatura estabelecida em apoio ao seu benefício. No entanto, com o advento dos estudos farmacológicos, verificou-se que estes ligandos apresentavam certos efeitos potentes fora do alvo, sob a forma de inibição do citocromo P450 3A4. Isto resultou na obstrução da via biossintética dos esteróides e do colesterol no organismo, para além de interferir com a via metabólica de muitos medicamentos. Além disso, os fármacos eram eles próprios metabolicamente vulneráveis, tendo uma semi-vida muito baixa. Assim, as investigações recentes centraram-se na substituição da porção reversa do hidroxamato por um anel de hidantoína, o que tem mostrado resultados promissores em termos de otimização de chumbo. Atualmente, existem também alguns ligandos derivados da natureza que também podem apresentar efeitos promissores semelhantes aos dos inibidores da MMP13. Assim, o presente estudo foi um esforço para estudar comparativamente a afinidade de ligação do 3-O-b- D-glucósido de quercetina num ambiente *in silico*

## Fisiopatologia da osteoartrite:

A osteoartrite (OA) é uma doença articular degenerativa, crónica e inflamatória, que está a emergir como uma potencial ameaça global. Altera a fisiologia dos tecidos da cartilagem articular e dos ossos subcondrais, dificultando a sua homeostasia. Assim, conduz à erosão gradual das articulações. Até à data, não se registaram grandes progressos na descoberta da causa exacta da doença. Uma rede complexa de factores de risco e parâmetros bioquímicos, incluindo citocinas e enzimas proteolíticas, desencadeia a doença. O conhecimento do mecanismo exato de progressão da doença pode ajudar a encontrar um novo medicamento para reduzir a dor e curar a doença articular. Com base nos resultados actuais, os AINE, os analgésicos narcóticos e alguns outros medicamentos sintéticos são a única esperança de alívio. Assim, a compreensão da fisiopatologia adequada pode um dia levar-nos a desenvolver o elixir contra a doença. A literatura consagrada indica quatro factores básicos relacionados com a fisiopatologia da osteoartrite: Citocinas, proteinases, espécies reactivas de oxigénio (ROS) e produtos de peroxidação lipídica.

### As citocinas como mediadores da osteoartrite:

O termo "citocina" deriva de uma combinação de duas palavras gregas - "cyto" que significa célula e "kinos" que significa movimento. As citocinas são moléculas de sinalização celular que ajudam a comunicação célula a célula nas respostas imunitárias e estimulam o movimento das células para os locais de inflamação, infeção e trauma. As citocinas existem sob a forma de péptidos, proteínas e glicoproteínas (proteínas com um açúcar ligado). As citocinas são uma grande família de moléculas que são classificadas de várias formas diferentes devido à ausência de um sistema de classificação unificado. Exemplos de citocinas incluem agentes como a interleucina e o interferão, que estão envolvidos na regulação da resposta do sistema imunitário à inflamação e à infeção. Os peritos discutem se certas moléculas devem ser designadas por hormonas ou citocinas. Sabe-se que as proteínas clássicas, por exemplo, circulam em concentrações nanomolares e não diferem em mais de uma ordem de grandeza. As citocinas, no entanto, circulam em concentrações picomolares e podem aumentar em magnitude quase mil vezes em resposta a uma infeção ou inflamação. Além disso, as citocinas têm uma distribuição muito maior de fontes para a sua produção, com quase todas as células que têm um núcleo capaz de produzir interleucina 1 (IL-1), interleucina 6 (IL-6) e fator de necrose tumoral alfa (TNF-α), particularmente células endoteliais, células epiteliais e macrófagos residentes. As hormonas clássicas, por outro lado, são segregadas por glândulas discretas, como o pâncreas, que segrega insulina. Outro fator que contribui para a dificuldade em distinguir as citocinas das hormonas é o facto de as citocinas poderem exercer efeitos sistémicos e locais. As acções de uma citocina podem afetar a mesma célula de onde foi segregada, outras células vizinhas ou podem atuar de uma forma mais endócrina e produzir efeitos em todo o organismo, como é o caso da febre, por exemplo. A terminologia mais atual utilizada para descrever as citocinas é "agentes imunomoduladores" ou agentes que modulam ou alteram a resposta do sistema imunitário. As citocinas são reguladores importantes tanto da resposta imunitária inata como da adaptativa.

**Proteinases como mediadores da osteoartrite:**

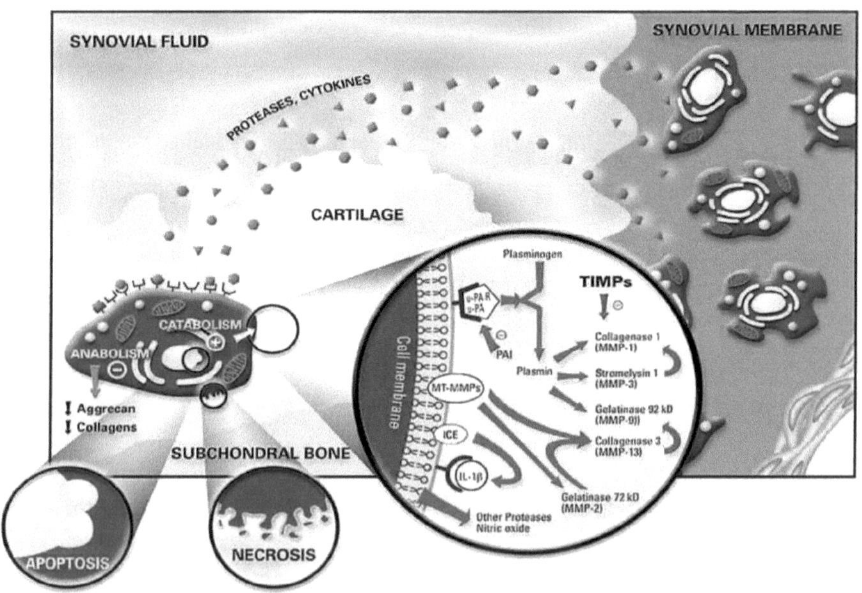


Fig 2: Papel das proteinases como mediadores da osteoartrite: A imagem mostra principalmente a vasta gama de interação das metalo-proteinases da matriz (MMPs) no desenvolvimento da osteoartrite.

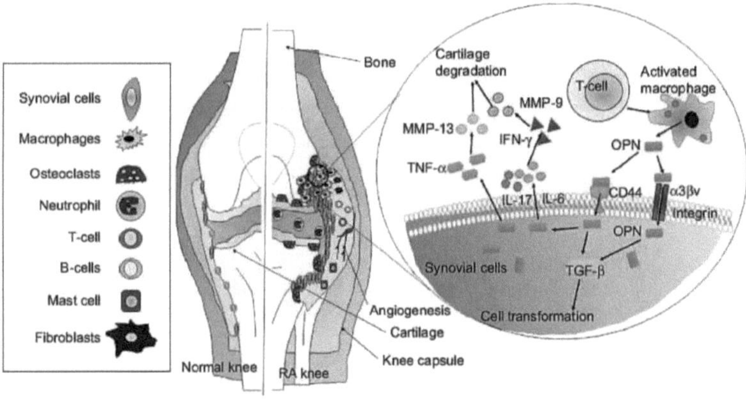


Fig. 1: A produção de citocinas pró-inflamatórias e a fixação dos osteoclastos à matriz óssea é principalmente assistida pela Osteopontina (OPN), que é conhecida por interagir com os receptores CD44 e integrina na membrana celular. Isto leva à ativação da sinalização do TGF-β e à ativação de citocinas como a IL-17, a IL-6 e o TNF-α, que conduzem à degradação da cartilagem (Kanwar et al. 2015).

O Aggrecan (ACAN), também conhecido como proteína do núcleo do proteoglicano específico da cartilagem (CSPCP) ou proteoglicano de sulfato de condroitina 1, é uma proteína que, nos seres humanos, é codificada pelo gene ACAN.

Este gene é um membro da família do lectican (proteoglicano de sulfato de condroitina). Este proteoglicano é um componente importante da matriz extracelular dos tecidos cartilagíneos. Uma das principais funções desta proteína é resistir à compressão na cartilagem. Liga-se avidamente ao ácido hialurónico através de uma região globular N-terminal. As metalo-proteinases da matriz (MMP) são um grupo de enzimas que contêm um local de ligação ao zinco no seu domínio catalítico. Estas são activas a pH neutro, onde têm um efeito degradante nas proteínas. As actividades enzimáticas destas MMPs são controladas por inibidores específicos, ou seja, inibidores tecidulares de metaloproteinases (TIMP). As MMPs são uma família de cerca de 20 variantes, incluindo 3 colagenases: MMP-1, MMP-8 e MMP-13. A MMP-9 é uma gelatinase e a MMP-3 é uma enzima estromelisina. A sobreexpressão de MMPs (por exemplo, MMP-9 e MMP-13) é considerada crucial para o desenvolvimento da OA. Além disso, as citocinas também estimulam os condrócitos na cartilagem da OA a segregar níveis elevados de metaloproteinase 13 da matriz ou colagenase-3 (MMP-13); requerem zinco e cálcio para a sua atividade. A inibição da MMP-13 terá efeitos benéficos na OA, bloqueando a degenerescência da cartilagem e impedindo a deterioração da integridade da articulação. Assim, ajuda a restaurar a mobilidade da articulação. O objetivo do estudo que se segue foi identificar potenciais conformações de ligação de ligandos inibitórios à bolsa de ligação S1 da MMP13, onde se esperava estabelecer o valor terapêutico de um glicosídeo flavonoide de origem marinha.

## Por que é que a MMP13 é um alvo passível de ser medicado?

A MMP13 ou colagenase 3, uma das endopeptidases neutras dependentes de 24 zinco, desempenha um papel importante na degradação do colagénio de tipo II, prejudicando a integridade estrutural da cartilagem. É expressa em adultos apenas em tecidos patológicos. Bioquimicamente, a estrutura é um dímero de duas cadeias, que não estão totalmente entrelaçadas mas têm boas interacções, formando um motivo estrutural completo. (Burrage et al. 2006, Mukhopadhyay et al. 2017)

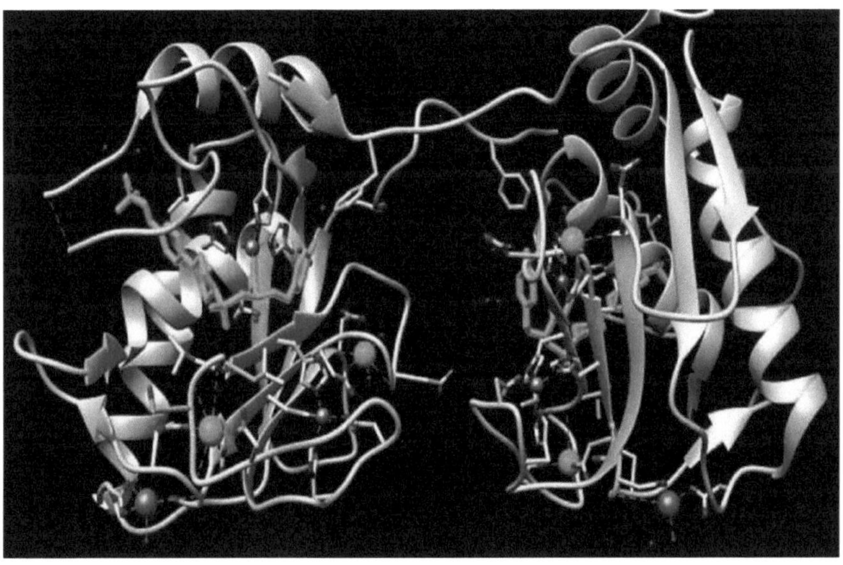

Fig 3: Estrutura dimérica cristalográfica de raios X da MMP13 mostrando o $Ca^{2+}$ (verde), $Na^{+}$ (roxo), $Zn^{2+}$ (cinzento), onde o ligando (hidroxamato invertido) mostrado em verde fluorescente se liga usando ligações coordenadas com $Zn^{2+}$. PDB: 4JP4. (Mukhopadhyay et al. 2017)

Um estudo recente provou a importância da MMP13 como alvo de fármacos, estabelecendo-a como alvo direto do fator de transcrição específico dos osteoblastos Osterix (Osx) nos osteoblastos. O fator de transcrição Sp7, também designado por Osterix (Osx), é uma proteína que, nos seres humanos, é codificada pelo gene SP7.(Nakashima et al. 2002) Nas células precursoras mesenquimatosas que expressam Runx-2, a expressão de Sp7 induzirá estas células a diferenciarem-se em osteoblastos e, subsequentemente, em osteócitos durante a formação óssea.(Nakashima et al. 2002) Sp7 também desempenha um papel duplo na inibição da diferenciação dos condrócitos. (Kaback et al. 2008) As mutações deste gene estão associadas à Osteogénese Imperfeita (OI), à osteoporose e a outras doenças ósseas.(Lapunzina et al. 2010) A metaloproteinase de matriz 13 (MMP13) é um membro da família da metaloproteinase de matriz e desempenha um papel importante na ossificação endocondral e na remodelação óssea. A regulação transcricional da expressão de MMP13 em osteoblastos não é bem compreendida. (Zhang et al. 2012) Foi observado num estudo que a sobreexpressão de Osx ativa a expressão do gene MMP13, enquanto a inibição de Osx por siRNA reduz a expressão do gene MMP13 nos osteoblastos, podendo assim contribuir para induzir a degradação óssea. **(Zhang et al. 2012)**

Para testar se a expressão forçada de Osx estimulava a expressão do gene MMP13, utilizámos uma linha celular mesenquimal C2C12 estável e induzida por Osx. Nesta linha, a expressão proteica de Osx é induzida após a remoção da doxiciclina (Dox). O ARN total foi purificado a partir desta linha após cultura na presença ou ausência de Dox e a expressão de MMP13 foi quantificada por RT-PCR em tempo real. Na ausência de Dox (ou seja, sobreexpressão de Osx), a expressão de MMP13 foi aumentada 2,2 vezes. Estes dados indicam que o aumento da expressão de Osx resulta num aumento da expressão de MMP13 no sistema de células C2C12. (Zhang et al. 2012) (Xu et al. 2017)

A inibição de Osx por siRNA reduz a expressão do gene MMP13 em osteoblastos. Para estabelecer um efeito direto da Osx na expressão da MMP13, utilizámos o siRNA para reduzir a expressão da Osx nas células de osteoblastos MC3T3. As células MC3T3 foram escolhidas para esta abordagem porque expressam níveis de Osx facilmente detectáveis. Foi efectuada uma RT-PCR em tempo real para analisar os níveis de expressão genética. Como se mostra na Fig. 3, quando a expressão de ARN de Osx foi reduzida em 80% utilizando siRNA direcionado contra Osx, os níveis de ARN de MMP13 foram reduzidos em aproximadamente 46%.

Utilizámos o siRNA de controlo da Lamin A/C como controlo não específico para demonstrar a especificidade na Fig. 3. Para confirmar a especificidade, também utilizámos siRNA-Hif1a, e não se verificou qualquer efeito do siRNA-Hif1a na expressão de MMP13. Por conseguinte, estes dados apoiam um papel da Osx no aumento da expressão do gene MMP13 nos osteoblastos. (Zhang et al. 2012) (Yang et al. 2010)

## Química de compostos hidroxamatos reversos e glicosídeos naturais como potenciais inibidores das MMPs

Os inibidores iniciais das MMP eram principalmente derivados do hidroxamato invertido e do ácido hidroxâmico, que têm uma vasta literatura estabelecida em apoio do seu benefício. No entanto, com o advento dos estudos farmacológicos, verificou-se que estes ligandos apresentavam certos efeitos potentes fora do alvo sob a forma de inibição do citocromo P450 3A4. Isto resultou na obstrução da via biossintética dos esteróides e do colesterol no organismo, para além de interferir com a via metabólica de muitos medicamentos. Além disso, os próprios fármacos eram metabolicamente vulneráveis, tendo uma semi-vida muito baixa. Assim, as investigações recentes centraram-se na substituição da porção reversa do hidroxamato por um anel de hidantoína, o que tem mostrado resultados promissores em termos de otimização de chumbo. Os análogos de substratos que possuem grupos funcionais de ácido hidroxâmico têm sido frequentemente utilizados como inibidores de proteases de zinco, bem como de outras metaloenzimas, uma vez que a capacidade de ligação favorável da fração RCONHOH produz uma elevada afinidade enzimática quando este último grupo interage com um sítio ativo que contém um ião metálico de transição. Estes inibidores estão a ter uma aplicação importante, por exemplo, nas metaloproteinases da matriz, para as quais diversos substitutos peptídicos podem tornar-se inibidores eficazes através da incorporação de um resíduo de ácido hidroxâmico. No entanto, este tipo de inibição nunca foi sujeito a um exame sistemático no que diz respeito à funcionalidade do hidroxamato, o que proporcionaria uma base para uma melhor conceção do inibidor. Atualmente, existem também alguns ligandos derivados da natureza que também podem mostrar efeitos promissores semelhantes aos dos inibidores da MMP13. Kim *et al.*, pela primeira vez, relatam um estudo detalhado sobre os efeitos inibitórios dos florotaninos da alga castanha, *Ecklonia cava* (EC), nas actividades das MMP. (Zhang & Kim 2009) Os glicosídeos flavonóides, isorhamnetina 3-O-b-D-glucósidos e quercetina 3-O-b-D-glucósido foram isolados de *Salicornia herbacea* e os seus efeitos inibidores na matriz metaloproteinase-9 e -2 foram avaliados na linha celular de fibrossarcoma humano.(Wang et al. 2008) Estes glicosídeos flavonóides levaram à redução dos níveis de expressão e das actividades de MMP-9 e -2 sem qualquer diferença significativa entre estes glicosídeos flavonóides em experiências de zimografia. Os níveis de expressão proteica de MMP-9 e MMP-2 foram inibidos e o nível de proteína TIMP-1 foi aumentado por estes glicosídeos flavonóides. (Kong et al. 2008). Embora, do ponto de vista farmacológico, nos tenhamos aproximado um pouco da compreensão dos benefícios terapêuticos destes complexos derivados da natureza, ainda estamos muito atrasados na compreensão da química profundamente enraizada que impulsiona a sua potência. Na perspetiva de um químico, trata-se de complexos e não de compostos, o que torna a sua estrutura muito complexa. Normalmente, os compostos naturais são constituídos por uma infinidade de anéis heterocíclicos e grupos hidroxilo, que acrescentam um volume à estrutura global. Estas moléculas funcionais são muito importantes para a sua atividade na maioria dos casos. Por exemplo, podemos pegar no caso dos flavonóides como agentes anti-inflamatórios. As flavonas e as catequinas parecem ser os flavonóides mais potentes para proteger o organismo contra as espécies reactivas de oxigénio. As células e os tecidos do organismo são continuamente ameaçados pelos danos causados pelos radicais livres e pelas espécies reactivas de oxigénio, que são produzidos durante o metabolismo normal do oxigénio ou são induzidos por danos exógenos (de Groot 1994) (Grace 1994). Os mecanismos e a sequência de acontecimentos através dos quais os radicais livres interferem com as funções celulares não são totalmente compreendidos, mas um dos acontecimentos mais importantes parece ser a peroxidação lipídica, que resulta em danos nas membranas celulares. Este dano celular provoca uma mudança na carga líquida da célula, alterando a pressão osmótica, levando ao inchaço e, eventualmente, à morte celular. Os radicais livres podem atrair vários mediadores inflamatórios, contribuindo para uma resposta inflamatória geral e para danos nos tecidos. Para se protegerem das espécies reactivas de oxigénio, os organismos vivos desenvolveram vários mecanismos eficazes (Halliwell 1995). Os mecanismos de defesa antioxidante do organismo incluem enzimas como a superóxido dismutase, a catalase e a glutationa peroxidase, mas também homólogos não enzimáticos como o glutatião, o ácido ascórbico e o α-tocoferol. O aumento da produção de espécies reactivas de oxigénio durante a lesão resulta no consumo e na depleção dos compostos endógenos de eliminação. Os flavonóides podem ter um efeito aditivo em relação aos compostos de eliminação endógenos. Os flavonóides podem interferir com ≥3 sistemas diferentes de produção de radicais livres, que são descritos abaixo, mas também podem aumentar a função dos antioxidantes endógenos. Os flavonóides podem prevenir as lesões causadas pelos radicais livres de várias formas. Uma das formas é a eliminação direta dos radicais livres. Os flavonóides são oxidados pelos radicais, dando origem a um radical mais estável e menos reativo. Por outras palavras, os flavonóides estabilizam as espécies reactivas de oxigénio ao reagirem com o composto reativo do radical. Devido à elevada reatividade do grupo hidroxilo dos flavonóides, os radicais tornam-se inactivos, de acordo com a seguinte equação (Korkina & Afanas'Ev 1996):

**Flovorand(OK) +** ***R' > flaπonoid(0')*** **+ KK**

Onde R- é um radical livre e O- é um radical livre de oxigénio. Alguns flavonóides seleccionados podem eliminar diretamente os superóxidos, enquanto outros flavonóides podem eliminar o radical altamente reativo derivado do oxigénio, denominado peroxinitrito. A epicatequina e a rutina são também potentes eliminadores de radicais (Hanasaki et al. 1994). A capacidade de eliminação da rutina pode dever-se à sua atividade inibidora da enzima xantina oxidase. Ao eliminar os radicais, os flavonóides podem inibir a oxidação do LDL in vitro (Kerry & Abbey 1997). Esta ação protege as partículas de LDL e, teoricamente, os flavonóides podem ter uma ação preventiva contra a aterosclerose.

## Estudo comparativo *in silico* de derivados sintéticos e derivados naturais como inibidores da MMP13

O objetivo do presente estudo foi observar se um composto de origem natural, o glucósido de quercetina 3-O-b-D, se liga exatamente na mesma orientação que os inibidores de hidroxamato inverso se ligam à bolsa da MMP13. O resultado pode ser convincente para selecionar este composto como um andaime para a conceção de medicamentos, onde a otimização pode gerar uma gama promissora de derivados. Além disso, tentámos alterar certas partes do glucósido de quercetina 3-O-b-D para verificar que áreas do composto são necessárias para a ligação. O estudo é completamente *in silico* e precisa de ser confirmado através de dinâmica molecular e estudos cristalográficos.

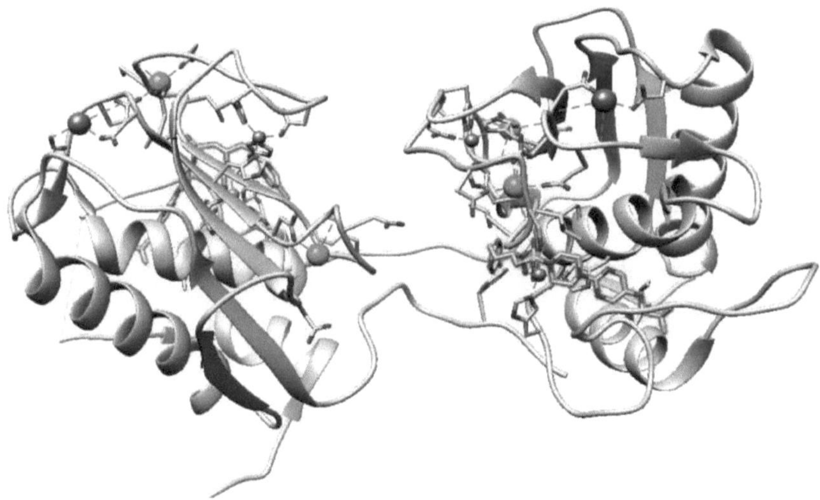

Fig 4: Estrutura dimérica cristalográfica de raios X da MMP13 mostrando o Ca2+ (verde), Na+ (roxo), Zn2+ (cinzento), onde o ligando (hidroxamato invertido) mostrado em verde fluorescente se liga usando ligações coordenadas com Zn2+. PDB: 4JP4. (Mukhopadhyay et al. 2017)

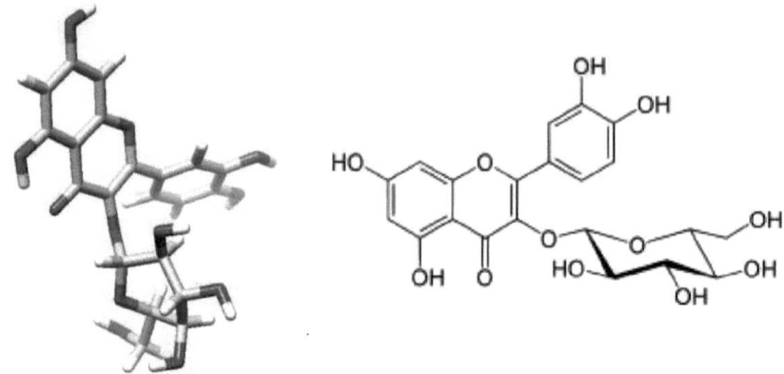


Fig 5: O lado esquerdo é a estrutura 3D minimizada de Quercetin 3-O-b- D - glucoside ou Isoquercetin e o lado direito é a estrutura química 2D do mesmo. (Mukhopadhyay et al. 2017)

Aqui estaríamos a discutir o padrão de ligação dos inibidores de hidroxamato inverso com a bolsa de ligação MMP13 S1.

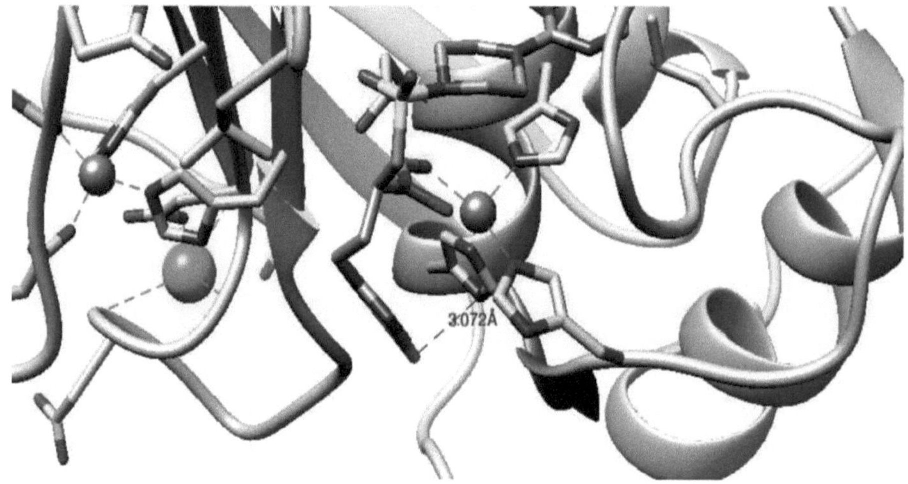


Fig. 6: Padrão de ligação dos inibidores de hidroxamato invertido à bolsa de ligação S1 da MMP13

A partir da figura 6, podemos ver como os inibidores de hidroxamato invertido interagem com a bolsa de ligação da MMP13. Os dois átomos de oxigénio formam ligações coordenadas com o local de ligação do zinco, onde existe a possibilidade de interação face a face entre a histidina 226 e o anel de pirimidina ligado ao flúor terminal. Este flúor terminal pode formar uma ligação de halogéneo com o grupo azoto da histidina 226. Agora, acoplaríamos o glucósido de quercetina 3-O-b-D e compararíamos o seu padrão de interação com a MMP13. Em seguida, calcularíamos os valores da constante de dissociação (KD) de ambos para ver qual deles apresenta uma melhor ligação.

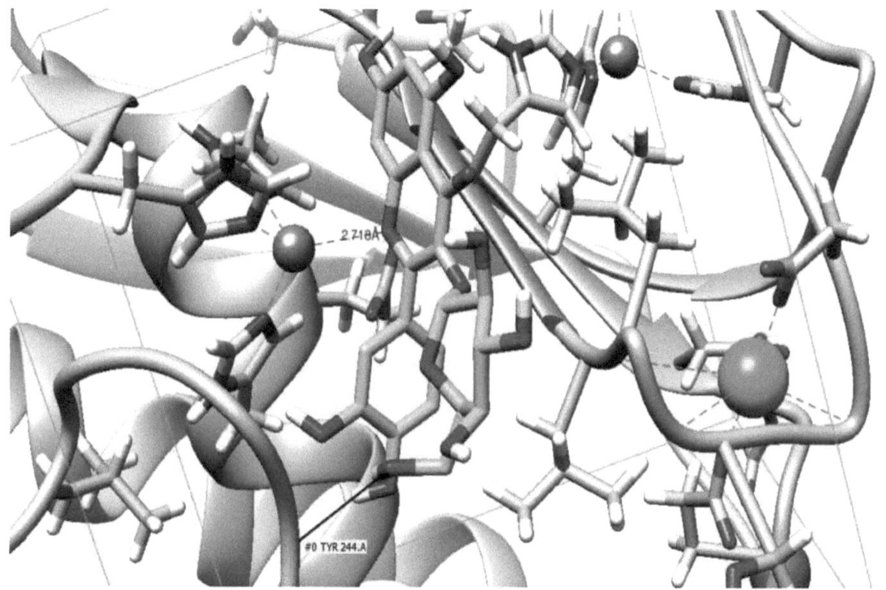


Fig. 7: Padrão de ligação do glucósido 3-O-b-D da quercetina à bolsa de ligação S1 da MMP13

Na figura 7, vemos que o oxigénio heterocíclico pode formar uma ligação coordenada com o local de ligação do zinco e pode haver uma possível ligação de hidrogénio entre a tirosina 244 e o oxigénio.

As constantes de dissociação foram calculadas para verificar a força de ligação de ambos os compostos. O valor KD do hidroxamato invertido é de 0,318nM em comparação com 2,57nM da quercetina, onde todos os cálculos foram efectuados considerando condições fisiológicas padrão, utilizando a equação da energia livre de Gibb:-

$\Delta Gb = -RT \ln K$

Onde,

$\Delta Gb$ = Energia livre de Gibb T (K) = T ($^0$ C) +

273.15 K

R= 8,314462 J/mol/K

1Kcal/mol= 4184 J/mol

O estudo de acoplamento realizado indicou claramente que o hidroxamato invertido tem uma melhor afinidade de ligação à MMP13 em comparação com a quercetina, mas, de acordo com alguns estudos recentes estabelecidos sobre flavonóides e outros compostos polifenólicos, verificou-se que o tipo de compostos da quercetina demonstrou uma imensa resistência ao metabolismo hepático, para além de ter uma maior taxa de absorção gástrica. Assim, a otimização deste composto pode ser benéfica para a conceção de uma gama de bons inibidores da MMP13. Isto foi observado quando várias quercetinas e outros flavonóides metilados foram testados em linhas celulares Caco-2, onde mostraram um grande fluxo apical para basolateral. Tudo isto aponta para a adequação do fármaco à forma de dosagem oral. No entanto, é necessário efetuar estudos aprofundados sobre a forma como um composto com tantos grupos hidroxilo pode ser tão resistente ao metabolismo hepático e, além disso, um composto com uma estrutura tão contraditória em relação às regras de Lipinski e Veber, apresentadas ao lado, pode ser tão biodisponível por via oral, onde podemos observar o número excessivo de dadores e aceitadores de ligações de hidrogénio, incorrendo em duas violações importantes. Observando a especificação estrutural anteriormente descrita do 3- O-b-D-glicosídeo da quercetina, pode inferir-se que, ao sofrer a reação de hidroxilação de fase I no fígado, a ligação éster pode quebrar-se, formando o motivo hidroxilo na parte da quercetina. Aqui, o motivo do açúcar pode estar a funcionar apenas para facilitar a dissolução hidrofílica, enquanto a outra parte do flavonoide contém o aspeto terapêutico do composto. Assim, a quercetina entra no corpo para efeitos terapêuticos, onde outras reacções metabólicas podem causar a sua protonação intracelular, impedindo a sua saída da célula. Por conseguinte, a sua distribuição no organismo mantém-se. A natureza lipofílica deste fragmento pode também ajudar a atingir a MMP13 no líquido sinovial da articulação do joelho, atravessando todas as barreiras da membrana celular. Esta pode ser uma explicação provável para a questão acima mencionada, mas ainda é necessário efetuar estudos DMPK aprofundados para compreender estas maravilhosas propriedades químicas dos produtos naturais.

## Comparação entre compostos naturais e moléculas da química combinatória

As moléculas derivadas sinteticamente (da química combinatória) e as moléculas naturais têm certas diferenças nos seus níveis de base, que vão desde o número de centros quirais até à prevalência de anéis aromáticos, à introdução de sistemas de anéis complexos e ao grau de saturação da molécula, bem como ao número e às proporções dos diferentes heteroátomos. (Feher & Schmidt 2003)

**Peso molecular:** Peso molecular. A distribuição do peso molecular dos fármacos segue uma distribuição gaussiana (Figura 8), e as características da distribuição são semelhantes às da base de dados CMC, de acordo com observações anteriores. No gráfico, podemos ver que a maioria dos compostos sintéticos tem peso molecular na faixa de 300 a 400 D, enquanto os compostos naturais estão disponíveis até mesmo na faixa de mais de 1000 D de peso molecular. Devido à distribuição mais alargada nas bibliotecas de compostos naturais, a média do peso molecular é mais elevada para estes compostos. (Feher & Schmidt 2003)

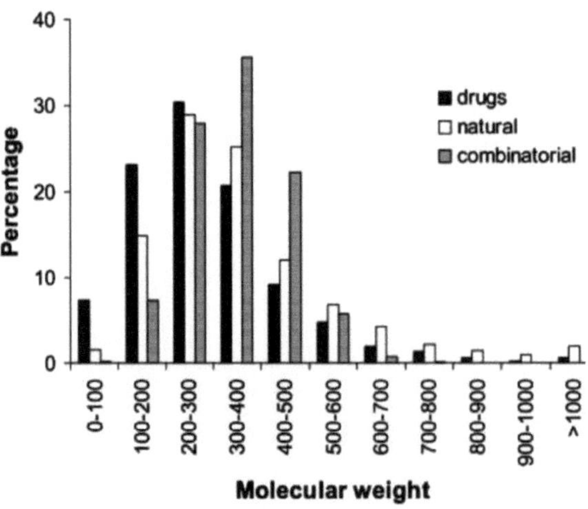


Fig 8: Gráfico que mostra a distribuição do peso molecular dos fármacos, produtos naturais e compostos sintéticos (da química combinatória) (Feher & Schmidt 2003)

**Centros quirais:** A distribuição percentual do número de centros quirais é apresentada na Figura 9. Existe uma diferença acentuada na distribuição entre as três classes de compostos. Embora cerca de 45% das moléculas de fármacos não tenham centros quirais e 19% tenham um, a distribuição diminui apenas lentamente para números mais elevados. Este facto contrasta fortemente com as colecções combinatórias: a dificuldade de separação quiral na síntese combinatória favorece fortemente as moléculas sem centros quirais (mais de 71%) e a distribuição diminui rapidamente. Os produtos naturais, por outro lado, comportam-se de forma notavelmente diferente.

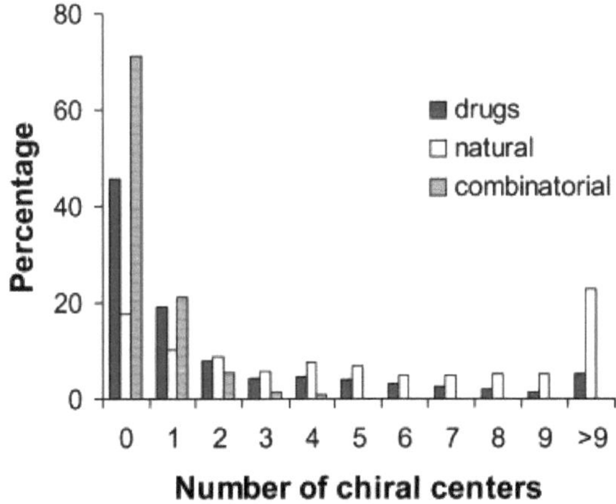


Fig. 9: Gráfico que mostra a distribuição dos centros quirais nos medicamentos, produtos naturais e compostos sintéticos (da química combinatória) (Feher & Schmidt 2003)

Os processos biológicos, nos quais os reagentes e catalisadores estereoespecíficos são mais comuns, geram frequentemente moléculas activas com um elevado número de centros quirais. Em muitos casos, a presença destes centros quirais contribui para a seletividade destas moléculas para os seus sítios de ligação predominantemente estereoespecíficos. A mediana do número de centros quirais nos compostos naturais é de 4, em contraste com 1 nos fármacos e 0 nos compostos combinatórios. As médias também reflectem esta enorme diferença entre as três classes de moléculas: o número médio de centros quirais é de 6,2 nos compostos naturais, 2,3 nos fármacos e apenas

0,4 nas moléculas combinatórias. (Feher & Schmidt 2003)

**Ligações Rotativas, Insaturações, Anéis e Cadeias:** A distribuição do número de ligações rotativas, insaturação, anéis e cadeias é mostrada nas Figuras 10 e 11. Os compostos naturais apresentam uma ampla gama de flexibilidade, com uma distribuição decrescente constante a partir do pico de zero ligações rotativas. Em contraste, estas estruturas rígidas estão presentes em menos de 4% dos compostos combinatórios. Os números médios também reflectem esta diferença: as moléculas de síntese combinatória têm, em média, mais duas ligações rotativas (média) do que os compostos naturais.

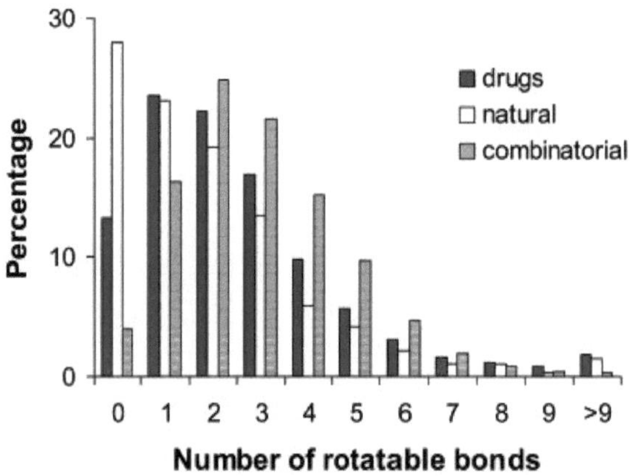


Fig 10: Gráfico que mostra a distribuição de ligações rotativas em medicamentos, produtos naturais e compostos sintéticos (da química combinatória) (Feher & Schmidt 2003)

Como é habitual, os fármacos provenientes de fontes naturais e sintéticas sobrepõem-se a ambas as distribuições. Em geral, se um ligando flexível e um ligando rígido puderem formar o mesmo padrão de ligações de hidrogénio e interacções hidrofóbicas com a proteína, o ligando rígido apresentará uma ligação muito mais forte devido a menores perdas entrópicas. Assim, a flexibilidade da molécula é um fator importante na determinação da ligação do ligando. A presença de uma grande proporção de compostos naturais rígidos sugere que pelo menos alguns destes compostos podem explorar as vantagens termodinâmicas conferidas pela rigidez para obter propriedades de ligação superiores. Em contrapartida, o processo de síntese combinatória introduz geralmente novas ligações rotativas que unem os blocos de construção básicos. A síntese combinatória de sistemas de anéis fundidos altamente restritos não é geralmente viável e, por conseguinte, espera-se que as moléculas produzidas por métodos sintéticos tenham pelo menos algumas ligações rotativas. Embora a flexibilidade das moléculas seja altamente dependente do número de ligações rotativas, a distribuição destas ligações numa molécula também é importante. Por exemplo, quatro ligações rotativas que formam uma cadeia são susceptíveis de conferir mais flexibilidade a uma molécula do que se essas ligações rotativas estiverem separadamente ligadas a um sistema de anéis. (Feher & Schmidt 2003)

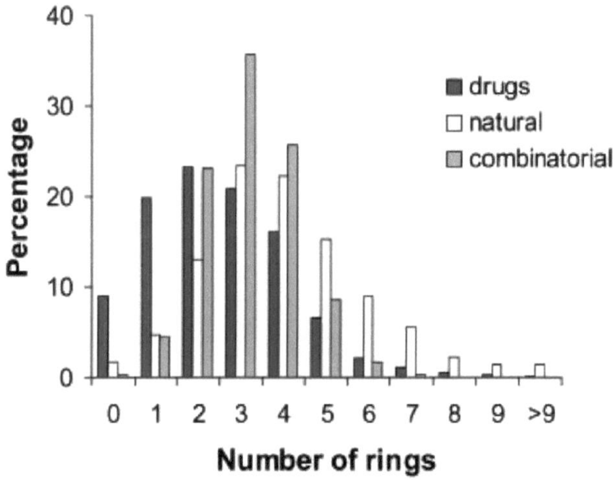


Fig. 11: Gráfico que mostra a distribuição do número de anéis por fármacos, produtos naturais e compostos sintéticos (da química combinatória) (Feher & Schmidt 2003)

**Distribuição dos diferentes tipos de átomos:** O número médio de diferentes tipos de átomos, juntamente com a sua relação com o número total de átomos pesados e a sua distribuição, é apresentado na Figura 12. Os compostos combinatórios, os produtos naturais e os medicamentos diferem significativamente no que respeita à composição elementar. Em média, os produtos combinatórios contêm três vezes mais átomos de azoto por molécula ou por átomo pesado do que os produtos naturais. Em contrapartida, os compostos naturais contêm, em média, quase o dobro dos átomos de oxigénio. Esta divergência reflecte provavelmente diferenças fundamentais entre a síntese combinatória e a biossíntese. Muitas vias biossintéticas baseiam-se em reagentes com um número semelhante de átomos de oxigénio e de azoto, como os aminoácidos, ou que contêm mais oxigénio do que azoto, por exemplo, na síntese de policetídeos. (A formação de ésteres e amidas é uma das principais reacções de conjugação na biossíntese e, mais uma vez, tende a igualar a inclusão líquida de oxigénio em relação ao azoto. A fotossíntese e as vias que conduzem a diferentes hidratos de carbono são também responsáveis pela maior ocorrência de oxigénio nos produtos naturais. (Feher & Schmidt 2003)

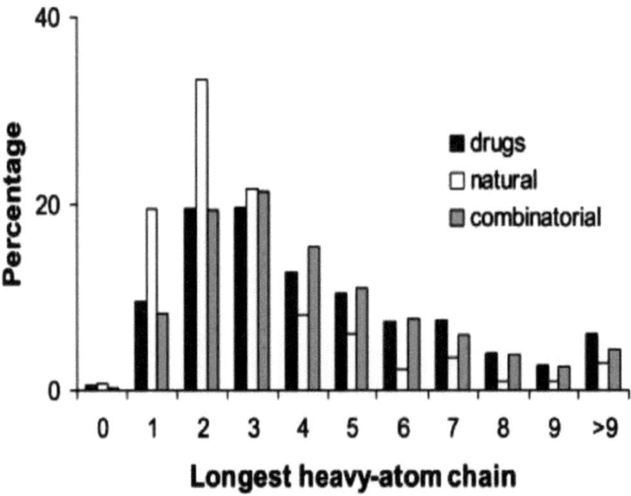


Fig. 12: Gráfico que mostra a distribuição das cadeias de átomos pesados mais longas nos medicamentos, produtos naturais e compostos sintéticos (da química combinatória) (Feher & Schmidt 2003)

## Otimização de um composto natural

A otimização de produtos naturais é um pouco mais difícil do que a otimização de pequenas moléculas sintéticas. Os produtos naturais têm geralmente estruturas enormes com pesos moleculares superiores a 500 Daltons. Além disso, contêm normalmente múltiplos centros quirais que aumentam o desafio da sua otimização. Alguns estudos indicaram mesmo actividades múltiplas de compostos naturais, o que significa propriedade de amplificação ou capacidade de estimular múltiplos receptores. Assim, criam uma combinação de efeitos, que são basicamente os efeitos de fundo. No entanto, uma compreensão profunda da sua estrutura, seguida de uma compreensão correcta da cadeia de descoberta de medicamentos, pode ajudar a desenvolver estruturas naturais para futuros candidatos a medicamentos. A descrição da cadeia de descoberta de medicamentos inclui uma infinidade de fases. O processo começa quando um composto é obtido através de uma fonte sintética, natural ou semi-sintética, que se espera que tenha alguns benefícios terapêuticos. Assim, modificamos este composto com os nossos conhecimentos de conceção de medicamentos, para o transformar num potencial candidato a ser comercializado como medicamento um dia.

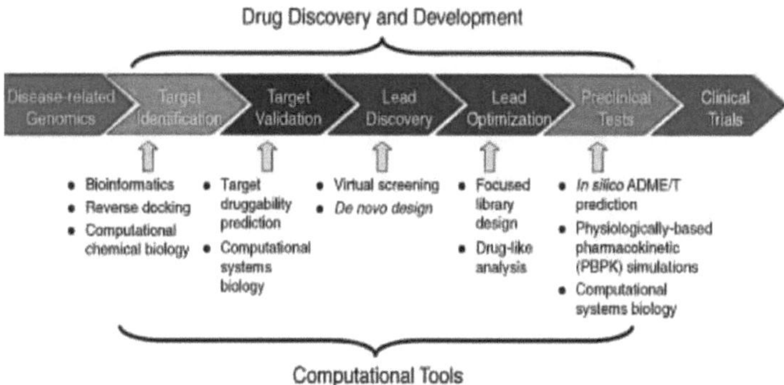


Fig. 13: Representação esquemática de toda a cadeia de descoberta de medicamentos, na qual se baseia o nosso estudo atual, na fase de descoberta de substâncias precursoras. Temos um composto que precisa de ser optimizado e, em seguida, selecionado o melhor candidato com propriedades semelhantes às de um medicamento.

O processo de descoberta de medicamentos, independentemente da fonte do suporte químico, é uma técnica extremamente dispendiosa. Em todas as etapas, o fluxo ininterrupto de fundos é, de facto, o que sustenta o fôlego da investigação. Entre estas etapas, a fase de geração e otimização de pistas é a que absorve a maior parte dos fundos.

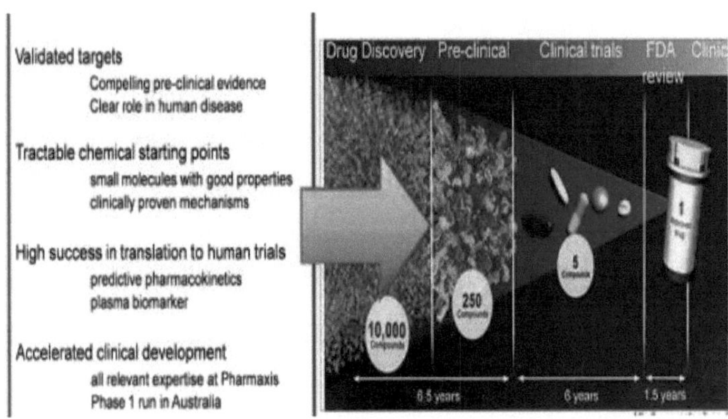


Fig. 14: A história da molécula ao medicamento, em que um composto químico, após fases de investigação, chega ao mercado e é conhecido como medicamento.

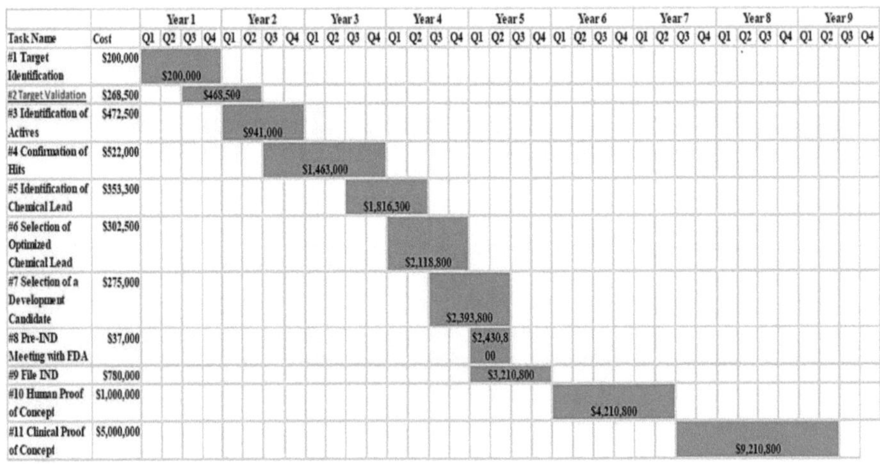


Fig. 15: Gráfico que mostra o plano de investimento em cada etapa da cadeia de descoberta de medicamentos.

A otimização de produtos principais é uma fase operacionalmente diversa do processo de descoberta de medicamentos, em que as estruturas químicas dos compostos ou produtos biológicos são modificadas para melhorar a especificidade e a seletividade dos alvos, bem como as propriedades farmacodinâmicas, farmacocinéticas e toxicológicas, para produzir um candidato a medicamento pré-clínico. Este processo exige uma caraterização pormenorizada das séries de compostos e produtos biológicos principais, incluindo dados relacionados com a toxicidade, a eficácia, a estabilidade e a biodisponibilidade.

A otimização pode ser feita, mas tendo em mente que a estabilidade do composto deve ser mantida. Além disso, os benefícios terapêuticos não devem ser reduzidos. Para o efeito, foi cunhado o conceito de bioisóstomo. Bioisósteros - Um bioisóstero é uma molécula resultante da troca de um átomo ou de um grupo de átomos por um átomo ou grupo de átomos alternativo, sensivelmente semelhante. O objetivo de uma substituição bioisostérica é criar uma nova molécula com propriedades biológicas semelhantes às do composto de origem. A substituição bioisostérica pode ter uma base físico-química ou topológica. A substituição pode atenuar a toxicidade, modificar a atividade do chumbo e/ou alterar a farmacocinética ou a toxicidade do chumbo. A ordem no quadro abaixo não implica qualquer preferência; todos os substituintes numa linha são frequentemente permutáveis. Deve notar-se que, muitas vezes, não é possível substituir simplesmente um halogéneo por outro, pois as ligações aos halogéneos são significativamente mais fracas do que as ligações de hidrogénio e existem diferenças significativas na natureza da interação.

Seguem-se alguns parâmetros que devem ser considerados ao conceber ou otimizar um composto.

**1. Lipofilicidade:**

O papel da lipofilicidade na determinação da qualidade global de uma molécula candidata a fármaco é de extrema importância. Desenvolvimentos recentes sugerem que, para além de determinar as propriedades pré-clínicas ADMET (absorção, distribuição, metabolismo, excreção e toxicologia), os compostos com uma lipofilicidade óptima podem ter mais hipóteses de sucesso no desenvolvimento.

**2. Solubilidade:**

log P > 3 significa que apenas 1% eram solúveis (solubilidade cinética > 250µg/mL)

log P < 3 significa que 50% eram solúveis

**3. Permeabilidade:**

log p > 1,7 para M.W. 350-400 D

log P > 3,1 para M.W. 400- 450 D

log P > 3,4 para M.W. > 500 D (a maior parte dos produtos naturais enquadra-se neste critério)

**4. Depuração e Metabolismo:**

No que respeita à estabilidade metabólica, é desejável um log D <3. Por outro lado, a redução do log D leva a um aumento da depuração renal. 50% dos compostos que apresentaram secreção renal líquida tiveram log D calculado < 0. 50% dos compostos que apresentaram reabsorção renal líquida tiveram log D calculado > 1,2.

**5. Biodisponibilidade:**

**"Fração de uma dose de fármaco que é absorvida a partir do seu local de administração e atinge, de forma inalterada, a circulação sistémica."**

A biodisponibilidade pode ser considerada como um composto do efeito da solubilidade, permeabilidade e estabilidade metabólica. Foi sugerido que o intervalo ótimo é 0 < log P <3,1 e 0 < log D < 3, onde se pode obter a biodisponibilidade desejada.

## 6. Toxicidade:

Em geral, é de esperar que os compostos mais lipofílicos sejam mais promíscuos, ou seja, carecem de alguma seletividade e produzem efeitos fora do alvo. Assim, os compostos mais lipofílicos são susceptíveis de ser mais tóxicos. Além disso, podem depositar-se na camada adiposa, provocando uma libertação sustentada e toxicidade por multiplicação da dose ao longo do tempo. O risco de um composto causar fosfolipidose aumenta se o $\log P^2 + pKa^2 > 90$ para uma base com um pKa de 9, é desejável um $\log P < 3$. A inibição média do CYP é significativamente menor para os compostos com $\log P < 3$. Durante a conceção, é necessário evitar certos grupos funcionais para evitar a toxicidade após o metabolismo no organismo. Após o metabolismo, estes grupos funcionais transformam-se em determinados compostos tóxicos e/ou produzem radicais livres que afectam o ADN.

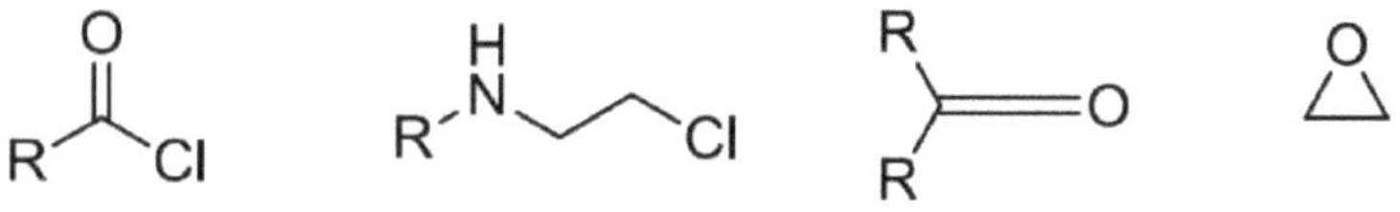

Os grupos funcionais acima referidos têm de ser obrigatoriamente evitados durante a conceção, mas muitos suportes naturais podem contê-los naturalmente. Todos estes grupos são electrófilos, o que significa que podem ligar-se covalentemente a nucleófilos no corpo, por exemplo, em proteínas e ADN, o que conduz a efeitos tóxicos. Os efeitos mais comuns são a hepatotoxicidade (fígado) e a genotoxicidade (ADN).

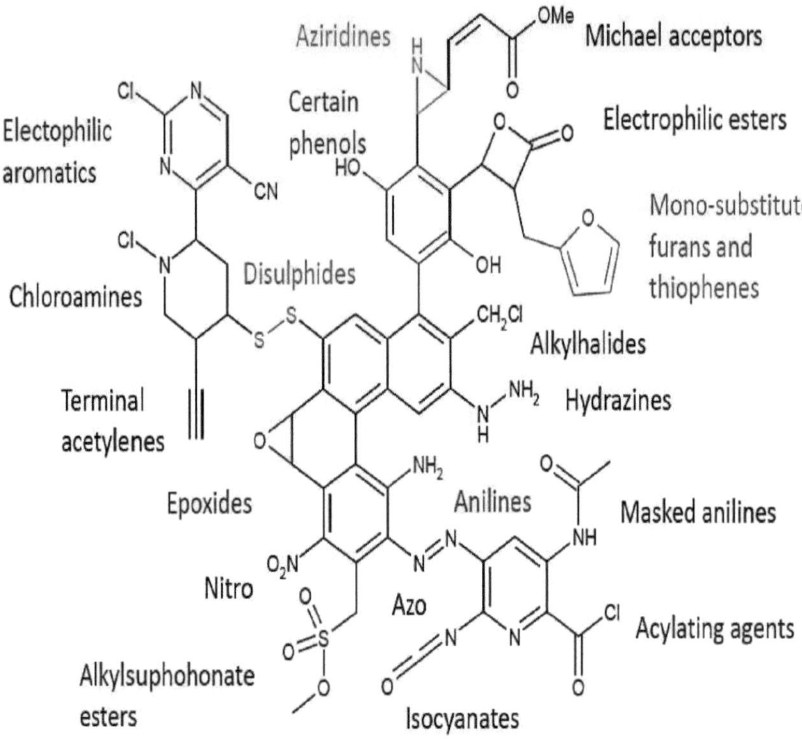

Fig. 16: Um gráfico que representa todos os grupos funcionais que devem ser evitados durante a otimização de um andaime natural ou de qualquer composto. Muitos compostos naturais podem conter qualquer um destes grupos naturalmente, pelo que é necessário incluir os grupos que podem aumentar a estabilidade global, caso contrário, a adição de novos grupos pode tornar o composto mais instável.

A seleção do bioisóstero, para além de todos os parâmetros, depende também da forma tridimensional do local de ligação do alvo e/ou da molécula que está a ser optimizada. Uma vez que cada átomo de uma molécula é colocado de acordo com a orientação, a adição ou alteração da estrutura global deve ser efectuada tendo em conta a orientação das outras moléculas. A propriedade ótica global deve ser mantida mesmo após a modificação do composto. Além disso, a interação da molécula deve ser conservada. A seguinte lista de bioisósteros, publicada pela Cambridge Medchem consultancy, pode ser tomada como referência, mas existem múltiplos substitutos bioisostéricos para quase todos os grupos funcionais e moléculas.

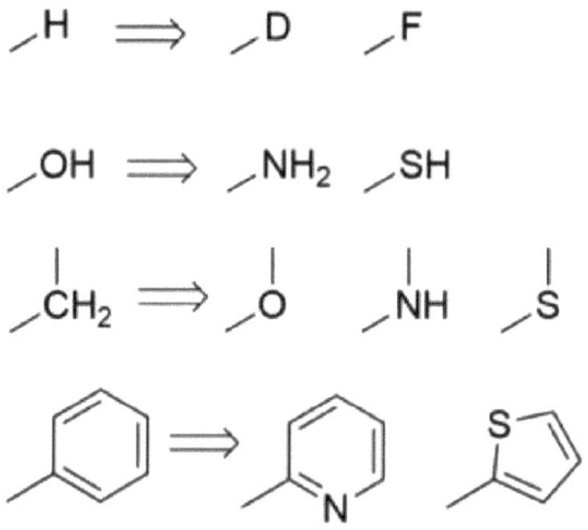

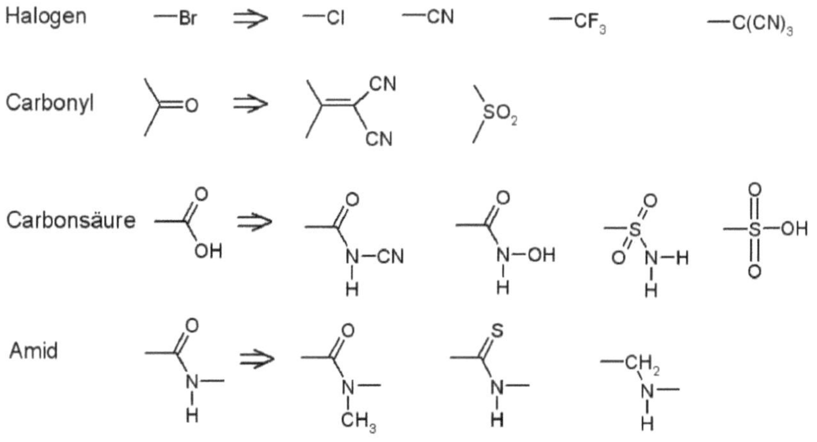

## Bioisósteros clássicos

A substituição de um átomo de hidrogénio ou de um grupo hidroxilo por um átomo de flúor é uma das substituições bioisostéricas clássicas mais frequentemente utilizadas. A incorporação de flúor num fármaco permite a modulação simultânea de parâmetros electrónicos, lipofílicos e estéricos, que podem influenciar as propriedades farmacodinâmicas e farmacocinéticas dos fármacos. O raio de van der Waals do flúor (1,47 Â) situa-se entre o do oxigénio (1,57 Â) e o do hidrogénio (1,2

Â) e o grupo trifluorometilo é estericamente pelo menos tão grande como o grupo isopropilo do hidrocarboneto. Apesar do facto de o flúor ter um tamanho maior do que o hidrogénio, vários estudos demonstraram que é um mímico razoável do hidrogénio. A diferença nos efeitos electrónicos é frequentemente a base para as principais diferenças nas propriedades farmacológicas, sendo o flúor o elemento mais eletronegativo da tabela periódica. O flúor forma uma ligação forte com o carbono (energia de ligação C-F = 116 kcal/mol), que tem uma maior estabilidade oxidativa e térmica em comparação com a ligação de hidrogénio do carbono (C-H = 99 kcal/mol). A presença do grupo flúor nos sistemas aromáticos tem dois objectivos. Em primeiro lugar, a ligação carbono-flúor é muito mais resistente ao ataque químico direto das oxidases do citocromo P450, podendo assim bloquear a oxidação em posições específicas. Em segundo lugar, o flúor diminui a taxa de reação do sistema π do anel benzénico com o citocromo P450 ativado (FeO3+). Assim, a substituição por flúor tem sido utilizada para prolongar a meia-vida biológica de compostos sintéticos e para eliminar a formação de metabolitos tóxicos. Os grupos aril-metilo são também propensos ao metabolismo de fase I pelas oxidases CYP450 e o grupo trifluorometilo tem sido frequentemente utilizado para aumentar a estabilidade metabólica. (Química n.d.) (Ballatore et al. 2013)

O parâmetro hidrofóbico Hansch-Leo π, derivado dos coeficientes de partição octanol-água ($\pi_x = \log(Px/PH)_{(octanol-H2O)}$), é uma medida quantitativa convencional dos efeitos do substituinte aromático (quanto mais elevado for o valor de π, mais lipofílico é o substituinte ou composto). A fluoração aromática conduz sempre

a um aumento da lipofilicidade. Os grupos funcionais que contêm flúor têm sido utilizados para aumentar a lipofilicidade e, por conseguinte, a difusão passiva de um fármaco através das membranas. Este método tem sido utilizado com efeitos benéficos nos agentes do sistema nervoso central (SNC). Os compostos que actuam no SNC devem atravessar a barreira hemato-encefálica em concentração suficiente para provocar o seu efeito farmacológico. Muitos destes agentes contêm um grupo CF ou um grupo fluorofenilo, que contribuem para a atividade farmacológica global dos compostos, aumentando a penetração no SNC e retardando a degradação metabólica. (Química n.d.) (Ballatore et al. 2013)

## Bioisósteros não clássicos

Uma secção importante dos bioisósteros não clássicos inclui as substituições de grupos funcionais. Existem muitos grupos funcionais que contêm os requisitos electrónicos e estéricos necessários para as propriedades biológicas. Contudo, estes grupos funcionais podem ter efeitos secundários indesejáveis, como uma estabilidade metabólica insuficiente ou toxicidade. A substituição bioisostérica não clássica representa assim uma metodologia útil para melhorar as propriedades farmacocinéticas da molécula alvo original. Por exemplo: Bioisósteros de ácidos carboxílicos.

Os tetrazóis revestem-se de particular interesse para o químico medicinal, uma vez que constituem provavelmente o bioisóstere mais utilizado da fração carboxilato. Tal como os seus homólogos ácidos carboxílicos, os tetrazóis são ionizados a pH fisiológico e apresentam uma estrutura planar. No entanto, Hansch demonstrou que os tetrazóis aniónicos são quase 10 vezes mais lipofílicos do que os carboxilatos correspondentes, embora tenham uma acidez semelhante (pKa 4,5-4,9 vs 4,2-4,4, respetivamente). O aumento da lipofilicidade pode explicar a maior permeabilidade da membrana observada nos bioisósteros de tetrazol. (Química n.d.) (Ballatore et al. 2013)

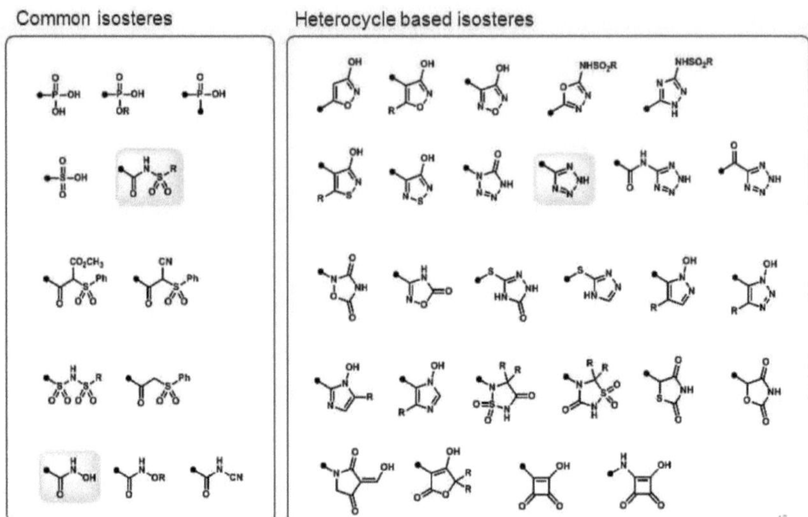


Fig 17: Um gráfico que representa todos os bioisósteros de ácido carboxílico, que são basicamente bioisósteros não clássicos. (Química n.d.) (Ballatore et al. 2013)

## Uma abordagem recente na substituição de bioisósteros:

A substituição do carbono pelo silício é uma exploração relativamente recente e, embora pareça ser uma conversão relativamente benigna, pode ser que a introdução do silício ofereça uma potencial novidade em termos de patentes. O agente antifúngico Flusilazole foi desenvolvido pela DuPont, enquanto o Silafluofen é um inseticida piretróide.

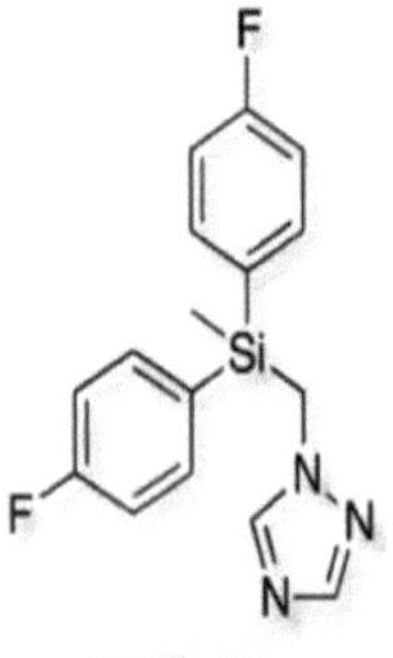

Flusilazole

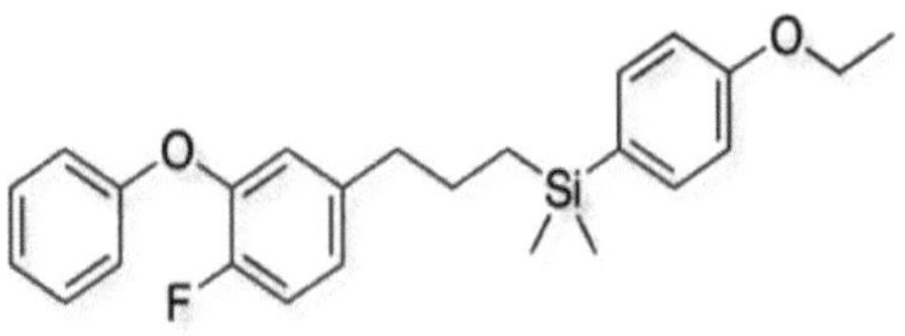

Silafluofen

Curiosamente, a substituição de um grupo t-butil por trimetilsilil resultou numa redução significativa do LogP para o análogo de silício do BIRB-796 apresentado abaixo, a atividade biológica e o metabolismo pareceram inalterados mas, no caso de uma molécula lipofílica, a redução do LogP pode ajudar as propriedades farmacêuticas. (Barnes et al. 2007)

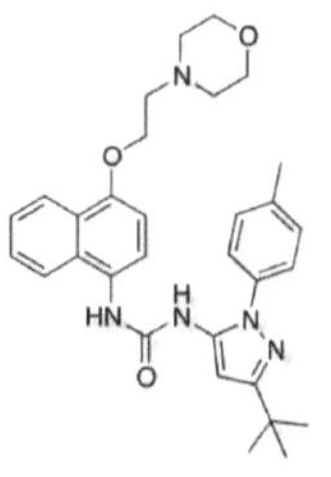

BIRB-796 LogP 5.2

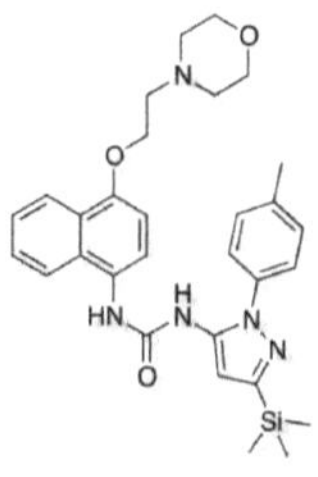

LogP 4.7

**Porque é que os compostos naturais são comparativamente mais difíceis de utilizar como suporte de medicamentos?**

A investigação sobre produtos naturais representa uma parte importante da cultura científica. Os produtos naturais (NPs) permitem aprender muito sobre biologia. As suas diversas estruturas enriqueceram a coleção de moléculas orgânicas conhecidas. Os estudos relacionados com a sua biossíntese forneceram informações valiosas sobre genética e enzimologia. Além disso, muitas NPs revelaram-se moléculas úteis ou compostos de referência nos sectores das fragrâncias, das culturas ou farmacêutico. No caso desta última, este facto está bem documentado. Assim, uma análise das fontes de novos medicamentos entre 1981 e 2010 indicou que apenas 36% das novas entidades químicas (NCE) foram descobertas sem inspiração num produto natural. Apesar da sua importância óbvia, o interesse da indústria farmacêutica no isolamento de produtos naturais tem vindo a diminuir nos últimos anos. Este facto pode ser explicado por várias razões. É certo que o isolamento de produtos naturais é moroso e complexo. Um grande desafio para a descoberta de novas NPs é a desreplicação, ou seja, reconhecer e eliminar substâncias já conhecidas. Paralelamente, na última década, registou-se uma tendência decrescente no número de NCE por ano, de 2001 a 2010. De acordo com uma hipótese recente, este facto pode dever-se à forte dependência da indústria em relação à química combinatória. Além disso, parece que as técnicas computacionais, como a despistagem virtual, ainda não são capazes de produzir bons compostos de referência. Basicamente, estamos longe da visão de que um candidato a medicamento pode ser produzido por conceção racional num computador ou por rastreio virtual do espaço químico. Ainda não sabemos o suficiente sobre o reconhecimento molecular e o que é necessário para que um ligando desencadeie um sinal num recetor. Os compostos naturais são muito diversos na sua química, especialmente na sua natureza de amplificação, em que um único ligando pode ativar vários receptores-alvo. Além disso, as suas estruturas complexas e de grandes dimensões, que constituem uma exceção a todas as regras da conceção de medicamentos, tornam-nos difíceis de tratar. As regras de Lipinski e

Veber são um conjunto de observações padrão-ouro que orientam a conceção de fármacos biodisponíveis por via oral, mas, curiosamente, quase todos os compostos naturais negam estas normas, mas continuam a ser biodisponíveis. Além disso, os compostos naturais são geralmente formados por muitos anéis heterocíclicos e têm também muitos centros estéreo. Estes dois factores são os mais evitados durante a conceção de um medicamento, uma vez que os compostos com anéis heterocíclicos são difíceis de analisar utilizando as técnicas existentes baseadas na fluorescência ou na iluminação, uma vez que actuam como supressores, enquanto a presença de centros estéreo pode alterar o medicamento para o seu estereoisómero no interior do corpo após o metabolismo. Além disso, incorporam menos átomos de azoto, halogéneo ou enxofre, mas mais átomos de oxigénio; por conseguinte, são estericamente mais complexos, com mais átomos de carbono tetraédricos em cabeça de ponte, anéis e centros quirais. (Lahlou 2013) Assim, aumentam as hipóteses de toxicidade. Curiosamente, os compostos naturais têm um mecanismo de ação desconhecido para contrariar todas estas controvérsias estruturais. (Maier 2015) Para além dos problemas técnicos, outros factores decisivos também desempenham um papel significativo neste domínio. Na maior parte das vezes, a descoberta de medicamentos e a sua eventual comercialização pressurizam substancialmente os recursos e podem levar a preocupações ambientais indesejáveis. Embora a síntese da molécula ativa possa ser uma opção, nem todas as moléculas são passíveis de síntese completa. Por conseguinte, manter-se-ia um certo grau de dependência do recurso principal. Por exemplo, as moléculas anticancerígenas como o etoposido, o paclitaxel, o docetaxel, o topotecano e o irinotecano continuam a depender de recursos vegetais altamente vulneráveis para a obtenção do material de base, uma vez que não é possível efetuar uma síntese completa. Por outro lado, prevê-se que cerca de 25.000 espécies de plantas deixem de existir até ao final deste século. Ao longo do tempo, a proteção dos direitos de propriedade intelectual relacionados com os produtos naturais está a ficar desordenada. De um modo geral, as indicações baseiam-se numa certa ligação à utilização tradicional. Com a adesão de um maior número de países à Convenção sobre a Diversidade Biológica (CDB), o processo de acesso ao recurso básico de chumbo, a partilha de benefícios durante a fase comercial, etc., tornou-se altamente complexo em muitos países. Estes processos tendem a impedir o ritmo do processo de descoberta em várias fases, independentemente das preocupações que conduzem a esses processos (Katiyar et al. 2012). Para além de tantos desafios potenciais, os produtos naturais têm vindo a provar a sua eficácia desde os últimos 5000 anos, quando o mais antigo sistema de medicina foi desenvolvido na Índia - Ayurveda. Além disso, vários documentos e menções recolhidos nos arquivos e escavações arqueológicas sugerem uma imensa potencialidade destes compostos. O obstáculo que se nos depara é a nossa falta de conhecimentos químicos e o facto de ainda não termos desenvolvido técnicas analíticas para estudar esta gama de estruturas. Uma explicação potencial para além do sucesso dos produtos naturais como medicamentos é a classificação dos compostos naturais como as chamadas estruturas privilegiadas. Este conceito baseia-se no facto de os agentes químicos produzidos por organismos vivos (em especial os metabolitos secundários) terem evoluído ao longo de milénios sob a pressão evolutiva, pelo que é mais provável que tenham uma atividade biológica específica do que os produtos químicos sintéticos fabricados pelo homem e reunidos "ao acaso". Apesar do enorme potencial, apenas uma pequena parte das espécies vivas do globo foi alguma vez testada quanto à sua bioatividade. Por exemplo, apenas cerca de 10% de todas as espécies de plantas existentes foram testadas e, no caso dos micróbios, o valor é ainda mais baixo. (Katiyar et al. 2012)

## Conclusão e perspectivas futuras

O presente estudo foi um esforço para mostrar uma comparação entre um inibidor de MMP13 sintético e um derivado da natureza, onde vimos quão bem e misticamente o composto mostrou a sua potência de acordo com as expectativas. Estão ainda em curso vários estudos para eliminar os desafios enfrentados durante a conceção de inibidores potentes das MMP para a OA, entre os quais as três novas abordagens mencionadas abaixo estão atualmente em destaque: Alteração do local de ligação: Para evitar a inibição generalizada das MMP, juntamente com outros efeitos fora do alvo, a ligação no local catalítico do ião zinco pode ser alterada com outros subsítios menos conservados em torno do ião zinco. Alteração da porção de ligação: Pode proceder-se a uma substituição adicional do grupo de ligação do zinco com carboxilatos, hidrocarboxilatos, derivados do ácido fosfórico, etc., da fração hidantoína. Inibidores baseados em anticorpos: Estão em curso estudos recentes para encontrar formas de desenvolver anticorpos selectivos de bloqueio funcional contra MMPs ancoradas na membrana (Rao 2005).

## Referências:

Ballatore, C., Huryn, D.M. & Smith, A.B., 2013. Ácido Carboxílico (Bio) Isosteres em Design de Drogas. *ChemMedChem,* 8(3), pp.385-395. Disponível em: http://doi.wiley.com/10.1002/cmdc.201200585.

Barnes, M.J. et al., 2007. Trimetilsililpirazóis como novos inibidores da p38 MAP quinase: Uma nova utilização de bioisósteres de silício na química medicinal. *Bioorganic & Medicinal Chemistry Letters*, 17(2), pp.354-357. Disponível em: http://linkinghub.elsevier.com/retrieve/pii/S0960894X06012273.

Burrage, P.S., Mix, K.S. & Brinckerhoff, C.E., 2006. Matrix metalloproteinases: role in arthritis. *Frontiers in bioscience : a journal and virtual library*, 11, pp.529-43. Disponível em: http://www.ncbi.nlm.nih.gov/pubmed/16146751.

Química, M., M aybr idge MedChem.

Feher, M. & Schmidt, J.M., 2003. Distribuições de propriedades: Differences between Drugs, Natural Products, and Molecules from Combinatorial Chemistry. *Journal of Chemical Information and Computer Sciences*, 43(1), pp.218227. Disponível em: http://pubs.acs.org/doi/abs/10.1021/ci0200467.

Grace, P.A., 1994. Ischaemia-reperfusion injury. *British Journal of Surgery*,

81(5), pp.637-647. Disponível em: http://doi.wiley.com/10.1002/bjs.1800810504.

de Groot, H., 1994. Reactive oxygen species in tissue injury. *Hepato-gastroenterology*, 41(4), pp.328-32. Disponível em: http://www.ncbi.nlm.nih.gov/pubmed/7959566.

Halliwell, B., 1995. Como caraterizar um antioxidante: uma atualização. *Bioquímica Simpósio da Sociedade*, 61, pp.73-101. Disponível em:

http://symposia.biochemistry.org/lookup/doi/10.1042/bss0610073.

Hanasaki, Y., Ogawa, S. & Fukui, S., 1994. A correlação entre a eliminação de oxigénios activos e os efeitos antioxidativos dos flavonóides. *Free Radical Biology and Medicine*, 16(6), pp.845-850. Disponível em:

http://linkinghub.elsevier.com/retrieve/pii/089158499490202X.

Kaback, L.A. et al., 2008. Osterix/Sp7 regula a ossificação endocondral mediada por células estaminais mesenquimais. *Journal of cellular physiology*, 214(1), pp.173-82. Disponível em: http://www.ncbi.nlm.nih.gov/pubmed/17579353.

Kanwar, J., Roy, K. & Kanwar, R., 2015. Alvos moleculares na artrite e tendências recentes em nanoterapia. *Jornal Internacional de Nanomedicina*, p.5407. Disponível em: http://www.dovepress.com/molecular- targets-in-arthritis-and-recent-trends-innbspnanotherapy-peer-reviewed- article-IJN.

Katiyar, C. et al., 2012. Descoberta de medicamentos a partir de fontes vegetais: Uma abordagem integrada. *AYU (An International Quarterly Journal of Research in Ayurveda)*, 33(1), p.10. Disponível em: http://www.ayujournal.org/text.asp?2012/33/1/10/100295.

Kerry, N.L. & Abbey, M., 1997. O vinho tinto e os compostos fenólicos fraccionados preparados a partir do vinho tinto inibem a oxidação das lipoproteínas de baixa densidade in vitro1 Apoiado pela National Heart Foundation of Australia e pela Australian Atherosclerosis Society.1. *Atherosclerosis*, 135(1), pp.93-102. Disponível em: http://linkinghub.elsevier.com/retrieve/pii/S0021915097001561.

Kong, C.-S. et al., 2008. Os glicosídeos flavonóides isolados de Salicornia herbacea inibem a metaloproteinase da matriz em células HT1080. *Toxicologia in Vitro*, 22(7), pp.1742-1748. Disponível em: http://linkinghub.elsevier.com/retrieve/pii/S0887233308002002.

Korkina, L.G. & Afanas'Ev, I.B., 1996. Antioxidant and Chelating Properties of Flavonoids. In pp. 151-163. Disponível em: http://linkinghub.elsevier.com/retrieve/pii/S1054358908609837.

Lahlou, M., 2013. O sucesso dos produtos naturais na descoberta de medicamentos. *Farmacologia & Farmácia*, 4(3), pp.17-31. Disponível em: http://www.scirp.org/journal/doi.aspx?DOI=10.4236/pp.2013.43A003.

Lapunzina, P. et al., 2010. Identificação de uma mutação de frameshift em Osterix num doente com osteogénese imperfeita recessiva. *American journal of human genetics,* 87(1), pp.110-4. Disponível em: http://www.ncbi.nlm.nih.gov/pubmed/20579626.

Maier, M.E., 2015. Desenho e síntese de análogos de produtos naturais. *Org. Biomol. Chem.*, 13(19), pp.5302-5343. Disponível em: http://xlink.rsc.org/?DOI=C5OB00169B.

Mukhopadhyay, R. et al., 2017. Um estudo comparativo in silico 3D-docking de inibidores de MMP13 baseados em hidroxamato reverso e Quercetin 3-ObD-glucoside - um glicosídeo flavonoide marinho. , 3(1), pp.22-28.

Nakashima, K. et al., 2002. O novo fator de transcrição contendo dedo de zinco osterix é necessário para a diferenciação de osteoblastos e formação óssea. *Cell*, 108(1), pp.17-29. Disponível em: http://www.ncbi.nlm.nih.gov/pubmed/11792318.

Rao, B.G., 2005. Desenvolvimentos recentes na conceção de inibidores específicos da Matrix Metalloproteinase auxiliados por estudos estruturais e computacionais. *Projeto farmacêutico atual,* 11(3), pp.295-322. Disponível em: http://www.ncbi.nlm.nih.gov/pubmed/15723627.

Wang, S. et al., 2008. Atividade de inibição do polissacárido sulfatado da tinta de Sepiella maindroni na metaloproteinase da matriz (MMP)-2. *Biomedicina & Farmacoterapia*, 62(5), pp.297-302. Disponível em: http://linkinghub.elsevier.com/retrieve/pii/S0753332208000231.

Xu, D. et al., 2017. miR-365 Melhora a supressão da osteogénese induzida pela dexametasona em células MC3T3-E1 através da segmentação de HDAC4. *Revista*

*Internacional de Ciências Moleculares*, 18(5), p.977. Disponível em: http://www.mdpi.com/1422-0067/18/5/977.

Yang, F. et al., 2010. A esclerostina é um alvo direto do fator de transcrição específico dos osteoblastos osterix. *Biochemical and Biophysical Research Communications*, 400(4), pp.684-688. Disponível em:

http://linkinghub.elsevier.com/retrieve/pii/S0006291X10016499.

Zhang, C. & Kim, S.-K., 2009. Inibidores da matriz metaloproteinase (MMPIs) de produtos naturais marinhos: a situação atual e as perspectivas futuras. *Marine Drugs,* 7(2), pp.71-84. Disponível em: http://www.mdpi.com/1660- 3397/7/2/71/.

Zhang, C., Tang, W. & Li, Y., 2012. Matrix Metalloproteinase 13 (MMP13) é um alvo direto do fator de transcrição específico dos osteoblastos Osterix (Osx) nos osteoblastos Q. Wu, ed. *PLoS ONE*, 7(11), p.e50525. Disponível em: http://dx.plos.org/10.1371/journal.pone.0050525.

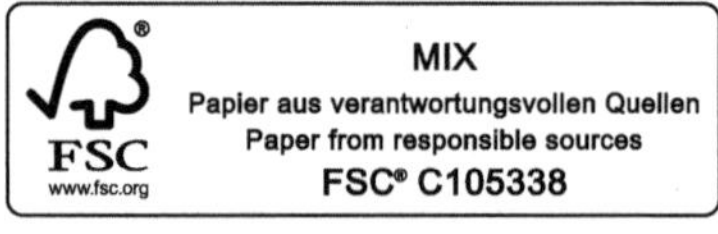


Printed by Books on Demand GmbH, Norderstedt / Germany